構成行為の発達と臨床的意義

Rey－Osterrieth 複雑図形による検討

萱村俊哉
萱村朋子　著

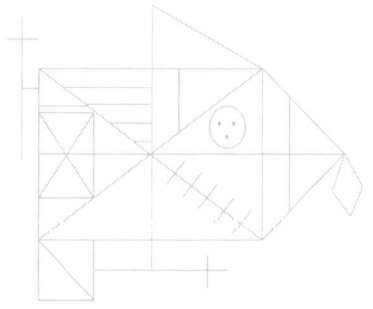

創造出版

はじめに

　通常学級に在籍する児童生徒の約 6.3％ が学習面や行動面において著しい困難性を示すと報告されており（文部科学省，2003），その中には発達障害児がかなりの率で含まれるとみられる。特別支援教育をはじめとする支援的関わりでは，このような発達障害の神経心理アセスメントとそれを根拠にした個別的な対応がますます重要になってきた。もとより支援の対象年齢も児童期だけではなく，生涯にわたるものでなければならず，神経心理アセスメントも幅広い年齢で使用できるものが求められる。現在，神経心理アセスメントではウェクスラー式の知能検査をはじめ標準的な検査が幼児期から高齢期まで幅広く用いられている。しかしながらこれらの検査だけで広範囲にわたる神経心理機能の領域を網羅的に調べることはできない。したがって，これらの検査で調べられない機能については，他の適切な検査を用いて調べる必要がある。

　このような，標準的な神経心理検査だけでは充分には抽出できない機能障害の一つに構成行為（constructional activity）の障害がある。これは麻痺などの運動障害や個々の運動遂行に問題がないにも関わらず，簡単な図形模写ができないなどの症状として表面化する。つまり Kleist（1934）のいう構成失行（constructional apraxia）に該当するものである。われわれはこの構成失行の発達的側面に着目し，これまでの研究において運動や描画における構成行為の発達を検討してきた。そこで本書では，これらの研究を振り返り，描画の構成行為の定型発達特性について整理するとともに，非定型発達や病的所見も吟味しながら構成行為検査の発達臨床への寄与について考察する。

　元来，構成行為とは複数の構成要素を組み合わせて，ひとつのまとまりのある対象を作り上げていく行為である（大庭，1989）。0〜1 歳という

はじめに

幼若な年齢であってもクレヨンなどの筆記具を用いて紙になぐり描きをする。筆記具と紙という構成要素を使って「なぐり描き」という作品が作られたと考えれば，これも構成行為である。ただし本書では，構成行為をもっと狭義に捉え，何らかの内的プランに沿って遂行される高次の行為に限ることとする。この立場から判断すると，なぐり描きは本稿で扱う構成行為に含むことはできない。なぐり描きは感覚運動的動作であり，それを実行している子どもがその内部に何らかのプランを保持しているわけではないと考えられるからである。

以上の議論をふまえ，先の大庭による定義をベースに，今一度本書における構成行為を定義すると次のようになる。すなわち，構成行為とは何らかの内的プランに沿って複数の構成要素を組み合わせて，ひとつのまとまりのある対象を作り上げていく行為のことである。このことを発達論的に表現すると，本稿でいう構成行為とは，系列化操作や分類操作が獲得される具体的操作期（7〜11歳），つまり児童期以後に発現する行為ということになる。

描画における構成行為の検査としてわれわれは，模写と再生課題からなる神経心理検査（前頭葉機能検査）であるRey-Osterrieth複雑図形（以下，Reyの図）検査（Figure 1）を用い，具体的操作期すなわち児童期以後の構成行為の発達を研究してきた。本書では，われわれによって実施されたReyの図検査を用いた構成行為の発達に関する基礎的，臨床的研究の結果を概観，整理し，構成行為の定型発達特性と臨床的意義について検討する。

本書は，Reyの図検査を通してみた二次元の構成行為発達の全体像を把握するためにお使いいただいても構わない。あるいは構成行為検査の検査法マニュアルの一つとして用いていただいても構わない。双方の目的にある程度合致するように，構成行為発達の様子が捉えやすいような簡潔な記述を心がけるとともに，Reyの図の検査・評価法の詳細や具体的な数値的データを割愛せず，すべてを掲載することを方針に執筆した。

以下，構成行為の発達的変化，構成行為における性差，構成行為に及ぼす障害の影響の順に検討を進めていく。

目次

はじめに ……………………………………………………… 3

第1章　Reyの図検査とその方法 ……………………… 7
第2章　Reyの図検査からみた構成行為の発達的変化 …… 13
第3章　構成行為に及ぼす障害の影響 ………………… 27
第4章　構成行為の発達と臨床的意義 ………………… 33

おわりに ……………………………………………… 38

引用文献 ……………………………………………… 39

著者略歴 ……………………………………………… 41

第1章　Rey の図検査とその方法

　Rey の図検査は Rey (1941) によって開発され，Osterrieth (1944) により標準化された神経心理検査である。Rey の図検査には模写と再生課題がある。模写と再生には，視覚的知覚，視空間知覚，視空間構成，運動機能，および記憶などの諸機能が関与すると考えられている。以下に検査方法と評価方法について述べる。

1. 検査方法

　模写課題は図を見ながら白紙に鉛筆で模写するものである。検査者と被検者が1対1の個別対面式で実施する。鉛筆を用いてフリーハンドで描線させる。模写を終えたらその旨を自己申告させる。一方，再生課題では模写課題終了後に，別の白紙を与え，先に模写した図を想起して描かせる。終了は自己申告させる。われわれの場合，以上の検査の過程を VTR に収録し，その画像に基づき以下の評価を行った。

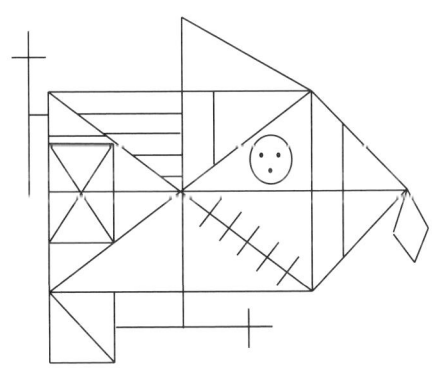

Figure 1.　Rey-Osterrieth 複雑図形

Table 1　Osterrieth（1944）による18個の基礎的構造（unit）の形態と位置の正確さを評定する方法

Unit	図中の構造
1	大きな長方形の外部にある左上隅の十字架
2	大きな長方形
3	大きな長方形の内部の対角線
4	大きな長方形の内部の水平線
5	大きな長方形の内部の垂直線
6	大きな長方形内の左隅にある小さな長方形
7	小さな長方形の上の短い線分
8	大きな長方形内の左上隅にある四本の平行線
9	大きな長方形の右上部に付いている三角形
10	［9］の下部にあり大きな長方形の中の短い垂直線
11	大きな長方形の内部にある三つの点を含んだ円
12	大きな長方形内の右下にあり対角線を横断している五本の平行線
13	大きな長方形の右側に付いている三角形の二辺
14	［13］に付いている菱形
15	［13］の三角形の内部にある垂直線
16	［13］の三角形の内部にある水平線
17	大きな長方形の下部にあり［5］に付いている十字架
18	大きな長方形の左下に付いている正方形

採点基準	得点
形態，位置ともに正しく描けている	2点
形態は正しいが，位置が正確ではない	1点
形態は歪んでいるか，または不完全であるが，位置は正しい	1点
形態は歪んでおり，位置も不正確である	0.5点
形態の認識が不能，あるいは図が欠けている	0点

2. 評価方法

　模写あるいは再生された図の正確さ（accuracy）と，構成方略に着目した評価法がいくつか開発されている。それらの中でわれわれが用いたのは，①Osterrieth（1944）による評価法，②Chervinsky, Mitrushina, & Satz（1992）によって開発された構成方略の評価法であるOrganization Scoring System（以下，OSS），③Waber & Holmes（1985）による評価法（以下，W-H法）の3種であった。以下にそれぞれの方法について紹介する。

　1）Osterrieth法：Reyの図の構成要素である18個の基礎的構造（unit）について，その形態と位置の正確さ（accuracy）を評定する方法である

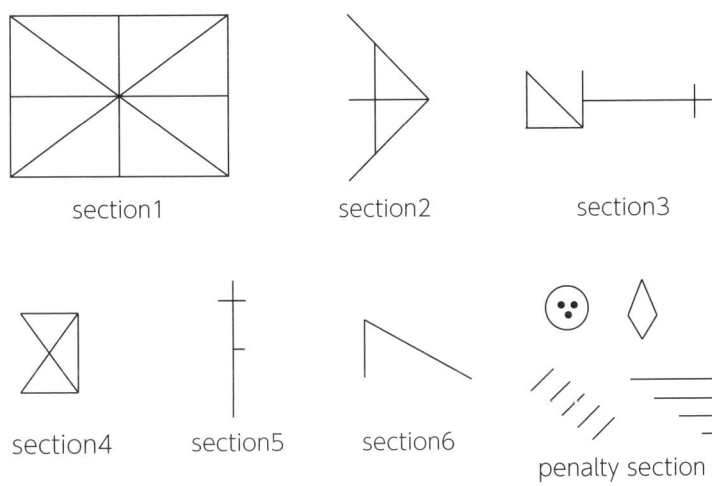

Figure 2. Charvinsky et al.（1992）による Organization Scoring System（OSS）

（Table 1）。合計スコアは最高36点となる。スコアが高いほどより正確であることを示している。模写および再生課題の両方をこの Osterrieth 法により評価した。

　2）OSS：Rey の図を認知的に section 1 から section 6 までの6つの section に分割し（Figure 2），各 section をどの程度ひとまとめに描いたかという観点から構成方略を評価する方法である。OSS の原法では描写の時間経過に沿って被検者に色の異なる色鉛筆を順に渡していき，でき上がった図の色の違いを分析して採点する方法が採られていたが，われわれは収録された VTR の再生画像に基づいて分析を行った。分析の具体的な手順としては，たとえば section 1 では，大きな長方形とその内部の対角線，水平線，垂直線をひとまとめに描いた場合には15点を与える。つまり，section 内の下部構造をどれだけ多くまとめて描出するかで得点が決まるのである。さらに penalty section があり，4つの部分（Figure 2）について，それぞれをひとまとめに描かなかった場合に，各々10点あるいは7点を

Table 2　Charvinsky et al.（1992）によるOSSの採点法

Section　1
　　大長方形，対角線，水平線，垂直線をひとまとめに描く　15点（次のsectionへ）
　　大長方形のみをひとまとめに描く　5点
　　対角線をひとまとめに描く　5点
　　水平線，垂直線をひとまとめに描く　5点
　　対角線の一本をひとまとめに描く　5点
　　対角線のもう一本をひとまとめに描く　5点
　　水平線をひとまとめに描く　5点
　　垂直線をひとまとめに描く　5点
Section　2
　　大三角形と水平線，垂直線をひとまとめに描く　10点（次のsectionへ）
　　大三角形をひとまとめに描く　5点
　　水平線，垂直線をひとまとめに描く　5点
　　水平線をひとまとめに描く　2点
　　垂直線をひとまとめに描く　2点
　　大三角形の一辺をひとまとめに描く　1点
　　大三角形のもう一辺をひとまとめに描く　1点
Section　3
　　下部十字架と対角線入りの正方形をひとまとめに描く　10点（次のsectionへ）
　　対角線入りの正方形をひとまとめに描く　5点
　　下部十字架をひとまとめに描く　5点
　　対角線のない正方形をひとまとめに描く　1点
　　正方形の中の対角線をひとまとめに描く　1点
Section　4
　　小長方形と対角線をひとまとめに描く　8点（次のsectionへ）
　　小長方形をひとまとめに描く　2点
　　対角線をひとまとめに描く　2点
Section　5
　　連結部付きの左上十字架をひとまとめに描く　3点（次のsectionへ）
　　連結部のない左上十字架をひとまとめに描く　2点
Section　6
　　小三角形をひとまとめに描く　3点
Penalty　section
　　三点入りの円をひとまとめに描かない　10点減点
　　対角線を横切る五本線をひとまとめに描かない　7点減点
　　対角線と垂直線の間の四本の水平線をひとまとめに描かない　7点減点
　　大三角形の先端のひし形をひとまとめに描かない　10点減点

減点するのである。各section別に採点し，全sectionの合計得点は最高49点となる（Table 2）。模写課題のみをOSSにより評価した。OSSは構成方略の評価であり，実行機能，とくにプランニングを評価していると考

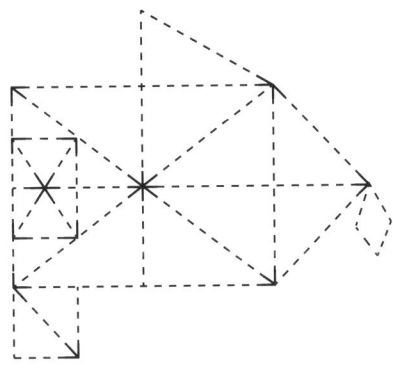

Figure 3. Waber & Holmes (1985) による評価法 (W-H法) における intersection (IS)

えられる。

　3) W-H法：正しく描かれた線分や交点の数を正確さの指標とする方法である。W-H法には複数の評価基準があるが，ここではその中で線分同士の交点 (intersection：IS) に着目し，12カ所の交点のうち正確に描出された交点の合計数をスコアとする (Figure 3)。最高スコアは12である。スコアが高いほどより正確に描出できることを示している。模写課題のみをこのW-H法で評価する。

　以上の評価方法に加え，われわれはさらに「企画様動作」の分析も行った。図形の模写や再生時に，実際に線を描出する前に，紙面から鉛筆の先を離して，あたかも下書きするように空中で描線する動作が生起することがある。われわれはこの動作を，模写・再生という問題解決場面において解決への促進的機能をもつものと考え，企画様動作と命名し，模写と再生時における企画様動作の1分間あたりの生起回数（生起率）を算出した。

　Reyの図検査における評価法では，上述の方法のほかにも，たとえばStern, Singer & Duke (1994) による Boston Qualitative Scoring System (BQSS) をはじめ約15種類のさまざまな方法が開発されている。た

だ，それらを大別すると，正確さ（accuracy）に着目したものと構成方略（organization）に着目したもののいずれかに分類することが可能である。正確さと構成方略は上述の3つの方法により充分に評価されていると判断し，それら以外の方法では評価しなかった。

　なお，以下の文や表中では次のような略語を用いる。

　Copy-ACC：Osterrieth法によって評価された模写の正確さのスコア
　Copy-IS：W-H法による正確に描出された交点の数のスコア
　Copy-ORG：OSSによる模写の構成方略の総合スコア
　Copy-ORG-S1～S6：OSSによるsection1からsection6までの構成方略の各スコア
　Copy-time：模写の所要時間（sec.）
　Copy-PLAN：模写時の企画様動作の1分間あたりの生起回数（生起率）
　Recall-ACC：Osterrieth法によって評価された再生の正確さのスコア
　Recall-time：再生の所要時間（sec.）
　Recall-PLAN：再生時の企画用動作の1分間あたりの生起回数（生起率）

第2章　Reyの図検査からみた構成行為の発達的変化

　児童期，青年期，老年期を通して，構成行為はどのような発達的変化を遂げるのだろうか。本章では，Reyの図検査を用いたわれわれの研究をふり返り，このテーマに対する一つの見解を示す。

1. 小学生における模写と再生の発達

　萱村・萱村（2007）は，小学校2,5年生の計65名の小児（人数の学年別（性別）内訳は，2年生32名（男子17名，女子15名），5年生33名（男子15名，女子18名））を対象に，小学校2年生と5年生の間でReyの図の模写と再生の結果を比較した。Table 3はOsterrieth法，OSS，およびW-H法の3種類の評価法から得られた10変数，および模写と再生の所要時間の平均値を示している。変数ごとに学年（2）×性別（2）の分散分析を施した結果，Copy-ACC, Copy-IS, Copy-ORG, Copy-ORG-S1，およびCopy-timeにおいて学年に有意な主効果がみられた。このように，Reyの図検査の模写課題における正確さと構成方略は，2年生から5年生にかけ著しい発達的変化を遂げ，模写の所要時間も短縮されることが明らかとなった。

　Reyの図の模写課題における構成方略の発達的特徴として，2年生ではFigure 2に示すsection 1を小さな三角形の集合体として模写する傾向がみられ，5年生では最初に大きな長方形から描出し始め，次第に細部構造へと移行する合理的な方略を用いるようになった。すなわち，2年生では図の細部に着目し，細部を組み合わせて描出していく「部分方略」（local strategy）であったのが，5年生では大きな構造に着目して，まずその部分を描出してから次第に細部の描出へと進む「全体方略」（global strategy）へと構成方略が発達するといえる。

第2章

Table 3 3種類の評価法から得られた10変数及び模写と再生の所要時間の平均と標準偏差および分散分析の結果

(萱村・萱村, 2007)

	小学校2年生 男子 (N=17)	小学校2年生 女子 (N=15)	小学校5年生 男子 (N=15)	小学校5年生 女子 (N=18)	分散分析の結果 学年	分散分析の結果 性別	分散分析の結果 交互 (F値)
Copy-ACC	21.21 (4.67)	26.13 (4.91)	28.80 (5.20)	29.61 (5.89)	18.40**	4.94*	2.54
Copy-IS	4.41 (2.74)	4.87 (2.50)	6.80 (2.37)	7.89 (2.93)	16.69**	1.36	.23
Copy-ORG	21.71 (6.78)	24.67 (5.58)	29.47 (5.49)	29.00 (10.05)	10.89*	.46	.87
Copy-ORG-S1	1.71 (2.23)	1.60 (2.82)	4.33 (3.16)	4.67 (4.52)	11.77**	.02	.07
Copy-ORG-S2	4.18 (2.86)	5.73 (1.98)	5.33 (2.70)	6.00 (3.16)	1.42	2.21	.64
Copy-ORG-S3	8.35 (2.32)	7.73 (2.69)	8.73 (1.91)	9.33 (1.53)	3.47	.00	1.32
Copy-ORG-S4	3.77 (3.15)	6.27 (2.60)	7.07 (2.49)	5.44 (3.42)	2.81	.35	7.77*
Copy-ORG-S5	2.47 (1.18)	2.73 (0.80)	2.80 (0.78)	2.67 (0.97)	.31	.07	.70
Copy-ORG-S6	1.24 (1.52)	.60 (1.24)	1.00 (1.46)	1.83 (1.51)	1.93	.08	4.18*
Copy-time (sec.)	272.87 (80.31)	240.42 (67.49)	195.81 (53.23)	222.00 (105.84)	5.65*	.02	2.13
Recall-ACC	8.60 (5.32)	18.67 (11.09)	15.17 (3.63)	15.55 (6.55)	.43	3.96	3.40
Recall-time (sec.)	124.39 (76.03)	179.80 (8.84)	233.43 (95.03)	151.13 (68.14)	1.45	.16	4.27*

**p<.01 *p<.05 Copy-ACC：Osterrieth法によって評価された模写の正確さのスコア Copy-IS：W-H法により正確に描出された交点の数のスコア Copy-ORG：OSSによる模写の構成方略の総合スコア Copy-ORG-S1～S6：OSSによるsection1からsection6での構成方略の各スコア Copy-time：模写の所要時間 Recall-ACC：Osterrieth法によって評価された再生の正確さのスコア Recall-time：再生の所要時間

Table 4 年齢群別，性別に示された各指標の平均と（標準偏差）

(萱村・萱村・小芝, 1999)

	小学校2年生 男子(N=17)	小学校2年生 女子(N=15)	小学校5年生 男子(N=15)	小学校5年生 女子(N=18)	大学生 男子(N=32)	大学生 女子(N=31)	高齢者 男子(N=7)	高齢者 女子(N=18)
Copy-ACC*	21.21 (4.67)	26.13 (4.91)	28.80 (5.20)	29.61 (5.89)	34.75 (1.11)	35.26 (1.34)	31.71 (11.38)	33.50 (2.11)
Copy-ORG**	21.71 (6.78)	24.67 (5.58)	29.47 (5.49)	29.00 (10.05)	30.25 (8.88)	30.23 (8.68)	31.86 (3.12)	37.83 (7.03)
Copy-time*** (sec.)	272.87 (80.31)	240.42 (67.49)	195.81 (53.23)	222.00 (105.84)	168.31 (112.77)	139.17 (57.95)	173.57 (75.10)	206.05 (61.30)

*Osterrieth法によって評価された模写の正確さのスコア ***OSSによる模写の構成方略の総合スコア ****模写の所要時間

一方，Recall-ACC（再生の正確さ）は個人差が大きく，学年間に差はみられなかった（Table 3）。再生におけるこのような大きな個人差は，再生課題解決に関与する神経心理機能の多様性の結果として現れたのではないかと考えられた（萱村・萱村，2007）。すなわち，見たものを正確に写す模写課題の場合と比べ，再生課題には記銘，保持，再生の記憶プロセスが関与し，そこに関わる神経心理機能は模写課題に比べより多様で，それら同士の関係性もより複雑であると推察されたのである。萱村・萱村(2007)は，被検児の多くが，模写の時とは異なった描出順（構成方略）で再生したことを観察しており，この観察所見から，Reyの図の記憶プロセスでは見たものを機械的に記銘するだけの操作ではなく，何らかの認知的再構成が実行されていると考えられる（萱村・萱村，2007）。再生における個人差の原因は，このような記憶プロセスやそれに関連する認知的再構成の能力における個人間差に起因すると考えるのが妥当だろう。

2．生涯発達からみた模写の発達

　生涯発達からみると構成行為はどのような発達的変化を遂げるのであろうか。この点を確認する目的で，萱村・萱村・小寺（1999）は，上記の小学校2，3年生に，健常な大学生63名（男子32名，女子31名）と高齢者大学校に通う高齢者25名（男性7名，女性18名）の所見を加え，模写の正確さと構成方略について4年齢群間での比較を行った。その結果をTable 4に示す。Copy-ACC（Osterrieth法）を従属変数とした年齢（4）×性別（2）の分散分析では，年齢と性別の主効果と交互効果が有意となった（それぞれ，F=74.68, p<.001, F=9.49, p<.005, F=2.90, p<.05）。また，Copy-ORG（OSS）を従属変数とした年齢（4）×性別（2）の分散分析では年齢のみに有意（F=9.26, p<.001）な主効果がみられた。多重比較（Tukey HSD）の結果，高齢者は他のすべての群に比べて構成方略が有意（p<.05）に優れていた。さらに所要時間を従属変数とした年齢（4）×性

Table 5　企画様動作の1分間当たりの生起回数（生起率）の平均と標準偏差

(萱村・萱村，2002)

	小学校2年生		小学校5年生	
	男子（N=17）	女子（N=15）	男子（N=15）	女子（N=18）
Copy-PLAN*	.77　（.41）	1.45　（.81）	1.41　（.75）	1.75　（.76）
Recall-PLAN**	1.02（1.19）	.88　（.76）	1.37　（.47）	2.58（1.10）

*模写時の企画様動作の1分間あたりの生起回数　**再生時の企画用動作の1分間あたりの生起回数

別（2）の分散分析では年齢のみに有意（F=11.46，p<.001）な主効果がみられた。多重比較（Tukey HSD）の結果，高齢者は小学校2年生に比べ遂行速度が有意（p<.05）に速いことが判明した。

このように，構成方略は年齢の上昇に伴って得点が高くなり，なかでも高齢者は他の年齢群に比べて高得点であった。つまり加齢によって空間構成能力は低下せず，むしろ上昇することが明らかになったのである。

3．企画様動作の発達

萱村・萱村（2002）は，小学校2年生32名（男子17名，女子15名）と5年生33名（男子15名，女子18名）の間で，模写と再生時における企画様動作の1分間あたりの生起回数を比較検討し，企画様動作は模写，再生ともに2年生よりも5年生の方に多く生起することを明らかにしている。Table 5は模写および再生時に観察された企画様動作の全生起回数を1分間当たりの生起回数（生起率）に直し，それを学年別，性別の平均値として示したものである。Copy-PLANすなわち1分間あたりの企画様動作の生起回数を従属変数とした学年（2）×性別（2）の分散分析の結果，模写では学年，性別ともに有意な主効果（それぞれ，F=7.44，p<.01；F=8.62，p<.01）が認められた。交互効果は有意にはならなかった。一方，再生では，年齢の主効果が有意（F=6.67，p<.05）となり，性別の主効果と交互効果は有意ではなかった。このように，企画様動作は，模写，再生ともに2年生よりも5年生の方に多く生起し，さらに模写では，男子より

Table 6　Copy-PLAN（企画様動作）と他の変数との相関（萱村・萱村，2003）

	Copy-ACC**	Copy-ORG***	Copy-time****
女子大学生（N=31）	-.06	.16	-.14
女性高齢者（N=18）	-.48*	.15	-.26

*p<.05　**Osterrieth法によって評価された模写の正確さのスコア
***OSSによる模写の構成方略の総合スコア　****模写の所要時間

も女子の方に多く生起することが明らかになった。

　模写と再生において2年生よりも5年生の方に企画様動作が多くみられた事実は，学年が上がると模写，再生課題において手続き的知識を有効に利用できるようになる可能性を窺わせる。しかし，同じ対象にCopy-ORGおよびCopy-ACC，Recall-ACCとCopy-PLAN，Recall-PLANとの間で相関分析を行った結果，有意な相関はみられず，企画様動作は模写や再生の遂行水準や方略からは独立していることが示された（萱村・萱村，2002）。したがって，模写や再生の成績（構成方略，正確さ）に対して企画様動作は単独で促進的に機能しているのではなく，視覚的な諸能力と相補的関係を保ちながら関与しているのではないかと推察される（萱村・萱村，2002）。

　さらに，健常な女性高齢者18名における企画様動作の分析（萱村・萱村，2003）では，女性高齢者は女子大学生（31名）よりも模写時における企画様動作回数が有意（p＜.05）に多いことが明らかにされている（女性高齢者：3.98±1.76，女子大学生：2.15±1.40）。Table 6に示した相関分析の結果では，高齢者ではCopy-PLANとCopy-ACCとの間に有意な負の相関が認められた。つまり，模写の正確さの劣る人ほど企画様動作が多く生起したことになる。このような結果が得られた原因として，あくまで推測の域を出ないが，高齢者の企画様動作は，巧緻性の劣る人において「くるしまぎれ」に生起する傾向があるとも考えられるだろう（萱村・萱村，2003）。

第 2 章

Table 7 2年生 (N=32) における各変数間の相関係数 (Pearson r) (萱村・萱村, 2007)

	Copy ACC	Copy IS	Copy ORG	S1	S2	S3	Copy-ORG S4	S5	S6	Copy time	Recall ACC
Copy-IS	.51**										
Copy-ORG	.33	.19									
Copy-ORG-S1	-.09	-.07	.42*								
Copy-ORG-S2	.38*	.06	.55**	-.21							
Copy-ORG-S3	.12	.00	.54**	.15	.26						
Copy-ORG-S4	.33	.39*	.61**	.26	.12	-.12					
Copy-ORG-S5	-.13	-.11	.30	.01	.21	-.08	.15				
Copy-ORG-S6	.12	.05	.23	-.32	.13	.26	-.07	.07			
Copy-time (sec.)	-.22	-.29	-.31	.01	-.29	-.16	-.21	-.02	-.10		
Recall-ACC	.54	.75**	.59	-.18	.20	—	.70	.43	.51	-.58	
Recall-time (sec.)	-.03	.06	.12	.41	-.21	—	.20	.52	-.11	-.08	.56

Table 8 5年生 (N=33) における各変数間の相関係数 (Pearson r) (萱村・萱村, 2007)

	Copy ACC	Copy IS	Copy ORG	S1	S2	S3	Copy-ORG S4	S5	S6	Copy time	Recall ACC
Copy-IS	.76**										
Copy-ORG	.43*	.39*									
Copy-ORG-S1	.10	.17	.59**								
Copy-ORG-S2	.50**	.25	.69**	.16							
Copy-ORG-S3	-.06	-.11	-.09	-.29	.65						
Copy-ORG-S4	.05	.07	.59**	.31	.08	-.33					
Copy-ORG-S5	.42**	.32	.36*	-.04	.34	-.18	.16				
Copy-ORG-S6	.34	.40*	.50**	-.20	.51**	.00	-.10	.10			
Copy-time (sec.)	.21	.43*	-.07	-.26	-.13	.29	.02	-.15	.09		
Recall-ACC	.52**	.71**	.45	.26	.18	-.61**	.17	.61**	.55*	.20	
Recall-time (sec.)	-.37	-.15	-.20	-.09	-.39	-.01	.08	.31	-.11	.17	-.18

**p < .01 *p < .05   Copy-ACC : Osterrieth法によって評価された模写の正確さのスコア Copy-IS : W-H法により描出された交点の数のスコア Copy-ORG : OSS による模写の構成方略の総合スコア Copy-ORG-S1~S6 : OSSによるsection1からsection6での構成方略の各スコア Copy-time : 模写の所要時間, Recall-ACC : Osterrieth法によって評価された再生の正確さのスコア Recall-time : 再生の所要時間

4．模写と再生との関係

　Table 7，Table 8 はそれぞれ 2 年生，5 年生（ともに男女込み）における各変数間の相関係数（Pearson r）を示している（萱村・萱村，2007）。

　2 年生（Table 7）では，Copy-ORG は Copy-ACC，Copy-IS と有意な相関関係にはなかった。これらの事実はつまり，2 年生では構成方略の発達水準は Rey の図全体を正確に描出できることや図の交点を正確に描出できることに必ずしも反映されないことを意味している。一方，Copy-IS と Copy-ACC との間の相関は有意となり，2 年生では Rey の図全体と，図の交点を正確に描出できることとは相互に関連する課題であることが明らかになった。さらに Copy-IS と Recall-ACC との間の相関が有意であったことから，2 年生では交点を正確に模写できることと正確に再生できることとの間に関連があることも示された。

　次に，Table 8 に示す 5 年生の相関では，2 年生（Table 7）の結果とは異なり，Copy-ORG と Copy-ACC および Copy-IS との間に有意な相関が認められた。つまり 5 年生では，図全体や交点を正確に描出できることに構成方略の発達水準がある程度反映されるといえる。また，Copy-IS と Copy-ORG-S3 は Recall-ACC との間に有意な相関がみられ，5 年生ではこれら 2 つの変数が再生の正確さと関連していることが判明した。ただ Copy-ORG-S3 と Recall-ACC の間には負の相関が得られており，section 3 をうまく描出できない者の方がよく再生ができるという解釈の困難な結果になった。

　以上に述べた 2 年生と 5 年生の相関分析の結果をまとめると，2 年生では模写の構成方略は図全体や交点を正確に描出することの間に関係はみられないが，5 年生になると模写の構成方略と正確さとの間に関係が生じてくるということである。これは，換言すると，5 年生の模写課題では，図全体や交点の描出結果の正確さを調べることにより，その図がどのように描出されたか（すなわち構成方略）についてもある程度推測することは可

第 2 章

能だが，2 年生ではそのような推測は難しいということである。

　Recall-ACC を従属変数にして，それ以外の 11 変数を独立変数とした重回帰分析（ステップワイズ法）を学年別に行った結果，2 年生では重回帰係数 R= .91（F=11.77, p< .05）で有意であり，Copy-IS と Recall-time が Recall-ACC に対して有意な（それぞれ，β = .72, p< .05, β = .53, p< .05）説明力を持っていた。一方，5 年生では重回帰係数 R= .87（F=15.30, p< .01）で有意となり，Copy-IS，Copy-ORG-S3，Copy-ORG-S5 の 3 つの変数が Recall-ACC に対して有意な（それぞれ，β = .44, p< .01, β =- .37, p< .05, β = .36, p< .05）説明力を持っていた。

　このように両学年ともに Copy-IS，すなわち模写における交点の正確な描出は再生の正確さを予測するものであった。図の交点を正確に描出できるということは，図の構成要素間の関係性が理解できていることを示しており，今回 Copy-IS が Recall-ACC を予測できるという結果が得られた背景には，図の構造理解が再生に関与する記憶プロセスを強化・促進している機序が想定される。

　一方，交点の描出の正確さに比べ，OSS により評価した構成方略は，再生の正確さへの予測力は弱かった。すなわち，小学校 2 年生では OSS により評価された関連変数のすべてが再生の正確さを予測せず，小学校 5 年生では OSS の中の section 3 と section 5 のみが再生の正確さを予測したのであった。児童期とくに小学校低学年は全体的に模写の構成方略自体が未熟（すなわち部分方略）であるため，構成方略は再生の正確さを予測する変数にはまだ成りえていないということかもしれない。

　また，5 年生において Copy-ORG-S3 と Copy-ORG-S5 が Recall-ACC を予測するものであった。section 3 と section 5 には，図の中心構造である section 1 の外部にある構造であるという共通の特徴があり，このような特徴が Recall-ACC のスコアに影響を及ぼしたとも考えられる。しかしこれらの中で，Copy-ORG-S3 の標準偏回帰係数（β）の符号は負であり，

section 3 の模写の構成方略が未熟な方が Recall-ACC のスコアが高い，つまりより正確に再生できるという結果となった。大学生を対象としたわれわれの研究（萱村・萱村・坂本，1997）では，模写において section 3 をひとまとめにして描く成熟した描出ができる者ほど再生の成績（Recall-ACC）が優れていることが明らかにされており，これは今回の結果とは矛盾する。果たしてこの矛盾は小学生（5 年生）と大学生という年齢差によって発生したものなのであろうか。

　この点に関して，軽度の知的障害を伴う青年期の自閉症者を対象としたわれわれの別の研究（萱村・萱村・川端，2002）では，section 3 をひとまとめにして描く傾向が，自閉症者では大学生以上に強く認められることが報告されている。section 3 の描出では，「中枢的統合の弱さ」（weak central coherence；WCC），つまり全体ではなく部分への強力な傾注といった神経心理学的機序が関与している可能性を考慮すべきと思われる。何れにせよ，section 3 の模写は再生との関連で重要な部分であることに違いなく，そのことを臨床では念頭におく必要があると指摘しておきたい。

　青年期になると模写と再生についてどのような関係がみられるであろうか。この点について萱村・中嶋・坂本（1997）は，健常な大学生に対し Rey の図検査を実施し，各変数間の相関分析を行っている。その結果を Table 9 に示した。Recall-ACC に対して有意な相関が認められたのは，Copy-ACC，Copy-ORG，S1，S3 および S6 の 5 つの変数であった。これらの変数の中で Copy-ORG，S1 および S3 の構成方略に関わる 3 変数では 1 ％水準の強い相関が認められた。また，Copy-time は Recall-time とのみ有意な相関がみられた（Table 9）。

　これらの関係を重回帰分析によってさらに詳しく検討した。Recall-ACC を従属変数にして，Copy-ACC，Copy-ORG，Copy-time および Recall-time の 4 変数を独立変数とした重回帰分析の結果，重回帰係数 R=.45（F=3.69，p<.05）で有意であった。この場合，Copy-ORG のみが

第2章

Table 9 大学生 (N=63) における各変数間の相関係数 (Pearson r)

(萱村・中嶋, 坂本, 1997)

	Copy ACC	Copy IS	Copy ORG	S1	S2	S3	Copy-ORG S4	S5	S6	Copy time	Recall ACC
Copy-IS	.76**										
Copy-ORG	.43**	.39*									
Copy-ORG-S1	.10	.17	.59**								
Copy-ORG-S2	.50*	.25	.69**	.16							
Copy-ORG-S3	-.06	-.11	-.09	-.29	.65						
Copy-ORG-S4	.05	.07	.59**	.31	.08	-.33					
Copy-ORG-S5	.42*	.32	.36*	-.04	.34	-.18	.16				
Copy-ORG-S6	.34	.40*	.50**	.20	.51**	.00	-.10	.10			
Copy-time (sec.)	.21	.43*	-.07	-.26	-.13	.29	.02	-.15	.09		
Recall-ACC	.52**	.71**	.45	.26	.18	-.61**	.17	.61**	.55*	.20	
Recall-time (sec.)	-.37	-.15	-.20	-.09	-.39	-.01	.08	.31	-.11	.17	-.18

**p<.01 *p<.05 Copy-ACC：Osterrieth法によって評価された模写の正確さのスコア Copy-IS：W-H法による正確さに描出された交点の数のスコア Copy-ORG：OSSによる模写の構成方略の総合スコア Copy-ORG-S1〜S6：OSSによるsection1からsection6での構成方略の各スコア Copy-time：模写の所要時間 Recall-ACC：Osterrieth法によって評価された再生の正確さのスコア Recall-time：再生の所要時間

Recall-ACC に対して有意（t=3.01, p<.01）な説明力を持っていた。さらに，Copy-ORG の 6 つの section の中でいずれの section が Recall-ACC に対して説明力を持つかを，S1，S2，S3，S4 および S6 の 5 つの section の得点を独立変数として，重回帰分析により検討したところ，重回帰係数 R=.57（F=5.41, p<.01）で有意であった。この場合，Recall-ACC に対して有意な説明力を示したのは S3（t=2.95, p<.01），S6（t=2.00, p<.05）および S1（t=1.91, p<.05）の三つの section であった。

これらの事実は，青年期では，①模写の構成方略が図の記憶プロセス（とくに encoding）に促進的に関わっていること，そして，②模写の構成方略は再生の正確さの有効な予測変数である，という 2 点を示唆している（萱村・中嶋・坂本，1997）。

Figure 4 の A および B はこの研究（萱村・中嶋・坂本，1997）で対象とした大学生 2 名（男子）の模写および再生図である。Copy-ACC の得点には A（36 点）と B（34 点）との間に差はほとんどないが，Copy-ORG では B（19 点）に比べ A（38 点）のほうが優れている。そして Recall-ACC の得点も B（16.5 点）に比べて A（33 点）のほうが高くなっている。これは，Copy-ORG，すなわち模写時の構成方略が，青年期では Recall-ACC，すなわち再生の正確さを予測することを示す一つの証拠である。

4．構成行為における性差

児童期では模写の正確さに性差が認められる（萱村・萱村，2007）。すなわち，Table 3 に示したように，Osterrieth 法により評価された模写の正確さは，小学校 2 年生，5 年生ともに男子より女子の方が高得点であり，両学年ともに女子の方が正確に模写できたのである（萱村・萱村，2007）。児童期における微細運動の巧緻性は男子より女子の方が優れていることは運動発達の領域では事実として知られている（たとえば，Kimura, 1999 野島・三宅・鈴木訳（2001），萱村，1997）。したがって，模写の正確さに

第2章

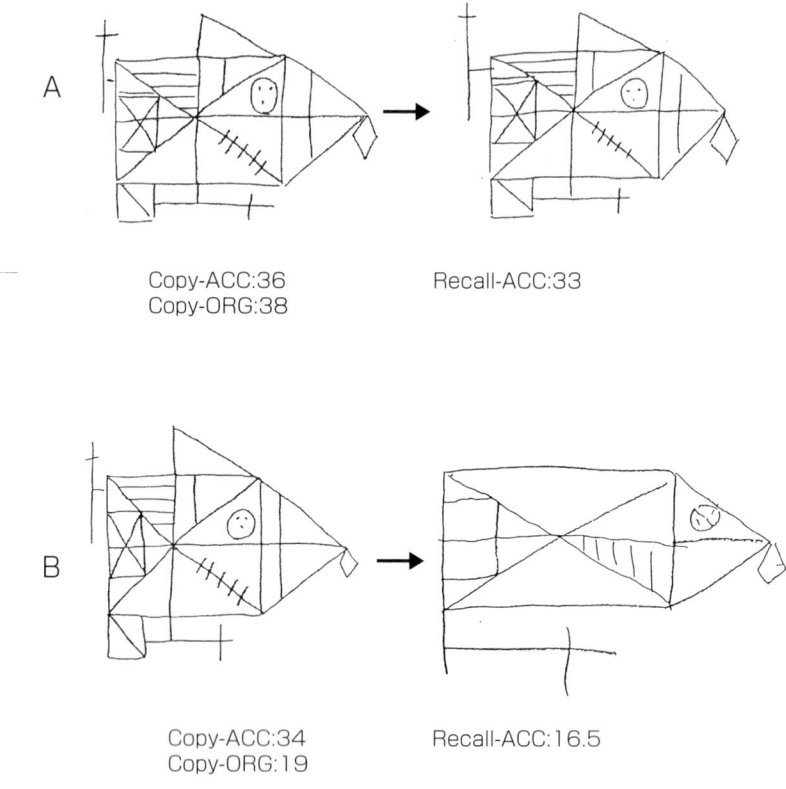

Figure 4. 複写，再生図の代表例（萱村・中嶋・坂本，1977）

　複写の正確さ（Copy-ACC）は A（36 点）と B（34 点）とでほとんど得点差はないが，模写の構成方（Copy-ORG）は B（19 点）に比べ A（38 点）の方が高得点である。再生の正確さ（Recall-ACC）も B（16.5 点）に比べ A（33 点）の方が高得点である。

みられた性差も，このような児童期の運動機能における一般的な女子優位性がそのまま発現したとも考えられるが，運動機能以外の神経心理機能が関与している可能性も否定はできない。さらに，Table 5 に示したように，児童期の模写課題では男子よりも女子の方に企画様動作が多く生起するという性差も見られること（萱村・萱村，2002）を付言しておく。

一方，模写の正確さとは異なり，Table 3 からわかるように，模写の構成方略や再生の正確さでは性差は認められなかった（萱村・萱村，2007）。これらの変数では記憶プロセスを含め高次の神経心理機能が関わっていると考えられる。したがってこの所見は，課題遂行に関与している神経心理機能の高次化あるいは多様化により性差は消失することを示唆するものと考えられる（萱村・萱村，2007）。

大学生を対象とした検討（萱村・中嶋・坂本，1997）の結果を Table 10 と Table 11 に示した。Table 10 は，Copy-ACC, Copy-ORG, Copy-time, Recall-ACC および Recall-time の各変数における得点の平均値と標準偏差を，また，Table 11 は OSS における Rey の図の6つの section および penalty section における得点の平均値と標準偏差を示している。これらの Table から明らかなように，すべての変数において統計的に有意な性差はみられなかった。児童期に認められた女子優位の性差は，このように青年期には消失するのである。

第2章

Table 10 大学生における各変数の平均と（標準偏差） （萱村・中嶋・坂本, 1997）

	Copy-ACC	Copy-ORG	Copy-time (sec.)	Recall-ACC	Recall-time (sec.)
男子 (N=32)	34.81 (1.12)	30.25 (8.88)	168.37 (112.78)	22.53 (4.95)	151.56 (56.60)
女子 (N=31)	35.26 (1.34)	30.23 (8.68)	139.17 (57.95)	24.94 (6.12)	153.42 (95.40)
計 (N=63)	35.03 (1.24)	30.24 (8.71)	154.00 (90.56)	23.71 (5.64)	152.47 (77.50)

Table 11 大学生のCopy-ORGにおける6つのsectionの得点の平均と（標準偏差） （萱村・中嶋・坂本, 1997）

	S1	S2	S3	S4	S5	S6	Penalty
男子 (N=32)	5.78 (3.70)	6.03 (2.91)	7.56 (2.60)	6.69 (2.81)	3.00 (.00)	.75 (1.32)	.00 (.00)
女子 (N=31)	6.03 (4.85)	5.52 (2.89)	8.06 (2.24)	7.03 (2.36)	3.00 (.00)	.68 (1.28)	.00 (.00)
計 (N=63)	5.90 (4.27)	5.78 (2.89)	7.81 (2.42)	6.86 (2.58)	3.00 (.00)	.71 (1.83)	.00 (.00)

S1〜S6：section1〜section6　Penalty：penalty section

第3章　構成行為に及ぼす障害の影響

　発達障害や認知症の患者では構成行為にどのような特徴を示すのだろうか。本章では，Reyの図検査の臨床への有用性について考察する。

1. アスペルガー症候群とADHD児における所見

　萱村・白瀧・沖田・杉浦（2006）は，アスペルガー症候群（AS）を持つ児とADHDを持つ児との間で，Reyの図検査におけるCopy-ACC, Copy-IS, Copy-ORG, およびRecall-ACCの成績を比較している。この研究ではいずれの変数においてもAS児群とADHD群の間で差はみられなかった。AS児にはみられないがADHD児にはみられる，あるいはその逆といった障害の違いによる特異的な所見も見いだすことはできなかった。また，同年齢域の健常児の所見と比べてAS児，ADHD児の成績が劣ることもなかった。

2. 青年期自閉症者における所見

　萱村・萱村・川端（2002）は，青年期の男子自閉症者8名と健常男子大学生32名との間で比較を行っている。その結果，Copy-ACC, Copy-ORG, Copy-time, Recall-ACC, Recall-timeでは自閉症者群と大学生群の間に有意差はみられなかった（Table 12）。すなわち，Reyの図検査を通してみた構成行為の発達では，自閉症者と健常な大学生とは同水準にあることが明らかになった。ただ，Copy-ORGの各section別得点をみると，section 3, すなわち図の下部構造の描出では，自閉症者は大学生よりも高得点を示した（Table 12）。個人別にみても，自閉症者は全員がsection 3において満点を獲得した（Table 13）。このように自閉症者ではsection 3の部位をまとまりのある一つのunitとして認識する傾向が強いことが明らかになった。

Table 12　自閉症者と大学生との間におけるReyの図検査の各変数得点の比較
(萱村・萱村・川端, 2002)

	自閉症者 (N=8)		大学生 (N=32)		Z
	M	SD	M	SD	Mann-Whitney U検定
Copy-ACC*1	34.1	2.6	34.8	1.1	.26
Copy-ORG *2	33.4	6.7	30.3	8.9	1.02
S1	7.4	5.2	5.9	4.0	.70
S2	5.8	3.0	6.0	2.9	.23
S3	10.0	.0	7.5	2.6	2.59*
S4	6.5	2.8	6.7	2.8	.24
S5	3.0	0	3.0	.0	.00
S6	.8	1.4	.8	1.3	.00
Copy-time*3 (sec.)	177.4	133.0	168.3	112.8	.40
Recall-ACC*4	25.5	3.4	22.5	5.0	1.11
Recall-time*5 (sec.)	208.0	226.1	151.6	56.6	.84

*p<.05　*1 模写の正確さ　*2 模写の構成方略　S1～S6：section1～section6
*3 模写時間　*4 再生の正確さ　*5 再生時間

　次に，大学生群，自閉症者群別に，Copy-ACC, Copy-ORG, Copy-time, Recall-ACC, Recall-timeの5つの変数間においてSpearmanの順位相関係数を算出した結果，大学生群ではCopy-ACCとCopy-ORG（r=.36, p<.05）Copy-ORGとRecall-ACC（r=.37, p<.05），およびCopy-timeとRecall-time（r=.56, p<.01）の間に有意な正の相関が認められ，これら以外の相関は有意ではなかった。一方，自閉症者群ではCopy-timeとRecall-timeの間にのみ有意な正の相関（r=.98, p<.01）が認められただけで，これ以外に有意な相関はみられなかった。ただ，有意には至らなかったが，Copy-ORGとRecall-ACCの間に有意に近い逆相関（r=-.69, p=.058）がみられた。
　このように，健常な大学生では，模写の構成方略（Copy-ORG）は再生の正確さ（Recall-ACC）を予測するが，自閉症者ではそのような予測はできないということは臨床的に重要な所見と考えられる。自閉症者のデータを個別に検討すると，自閉症者の中には，Copy-ORGの得点が低いにもかかわらず，Recall-ACCにおいて高得点を示す者がみられたが，これも一般の大学生では全くみられない特異な所見であった（萱村・萱村・川端，

Table 13　自閉症者のCopy-ORGにおける6つのsectionの個人別得点
(萱村・萱村・川端，2002)

症例	S1	S2	S3	S4	S5	S6	Penalty
A	15	10	10	8	3	0	0
B	14	7	10	2	3	3	0
C	5	9	10	8	3	0	0
D	2	2	10	8	3	0	0
E	5	2	10	8	3	3	0
F	5	4	10	8	3	0	0
G	11	7	10	2	3	0	0
H	2	5	10	8	3	0	0
大学生平均得点	5.8	6.0	7.6	6.7	3.0	1.8	.0

S1〜S6：section1〜section6　Penalty：penalty section

2002)。

　自閉症者では模写の構成方略と再生の正確さの間に有意に近い逆相関がみられた。これは，大学生では模写の構成方略と再生の正確さの間に有意な正の相関がみられた（萱村・萱村・坂本，1997）こととは対照的な所見である。大学生の場合，図の模写の構成方略が優れた者は図を正確に再生できる。つまり模写の構成方略が図の記憶プロセスに促進的に関わっていると考えられるが，自閉症者では模写時に効率的に構成することが記憶プロセスを強化するようには作用しないことを示している。

　模写および再生時に観察された企画様動作の全生起回数を1分間当たりの生起回数に直してその群別平均値を求めた（萱村・萱村・川端，2003）。模写での企画様動作（Copy-PLAN）では自閉症者群（0.80±1.09）は大学生群（1.97±1.14）よりも有意（p<.01）に少なく，自閉症者では模写における企画様動作への依存度が低いことが明らかになった。実際，自閉症群のCopy-PLANの値は小学校2年生男子（0.77±0.41）と同程度の低さであった。しかしながら，自閉症者のCopy-ACCやCopy-ORGは健常者のそれらと比べて差がなかったことから，複雑図形の模写では一般的には企画様動作のような手続き的な知識も利用しながら問題解決の糸口を探るのだが，自閉症者ではそのような能力よりも，例えば映像（視覚イメージ）

的能力などに強く依存していると考えられる。一方、再生において生起した企画様動作（Recall-PLAN）では両群間に有意差はみられず（自閉症者群 2.11±2.48、大学生群 2.58±1.67）、再生課題の遂行では、自閉症者も健常な大学生と同じ程度に企画様動作に依存していることが判明した。

さらに、Copy-PLAN および Recall-PLAN と Rey の図検査に含まれる他の変数との間で相関係数（Spearman の順位相関）を算出した。大学生では Copy-PLAN は Recall-PLAN との間に有意な正の相関（r=.56, p<.01）がみられたが、自閉症者ではこれらの変数間の相関は有意ではなかった。つまり、一般的には模写で企画様動作が頻繁に生起する者は再生でも同様の傾向がみられるが、これは自閉症者には該当せず、自閉症者では模写と再生の企画様動作はある程度独立している。

また Recall-PLAN については、大学生では Copy-ACC との間に有意な負の相関（r=-.44, p<.05）がみられたのに対して、自閉症者では Copy-ACC との間に有意に近い正の相関（r=.69, p<.1）がみられた。この所見が示唆するのは、正確に模写できた者は再生で企画様動作はあまり生起しないという一般的傾向に反し、自閉症者では模写が正確な者ほど再生で企画様動作が頻繁に生起するということである。このように、模写と再生における企画様動作の役割は、自閉症者と健常者とでは異なっている可能性が示唆された。

3. 認知症のある高齢者における所見

萱村・萱村・中迎・元村（2000）は、Rey の図検査を軽度の認知症に罹患している女性高齢者に実施し、とくに構成方略に注目しながらその特徴を分析している。その結果、健常な女性高齢者に比べ認知症患者では、Copy-ACC、Copy-ORG ともに劣り、Copy-time も長いことが明らかになった。さらに Copy-ORG の成績を section 毎に比較した結果、section1, 2, 3, 5 において有意差がみられ、これらいずれの section でも認知症患者は健

常高齢者よりも劣っていた。これらの事実から，模写の正確さだけでなく，構成方略の評価も高齢者の患者における認知能力の評価法として有効であることが示された。

　さらに健常高齢者と同様，認知症を有する高齢者においても，Copy-ACC と Copy-ORG との間に有意な相関が見られなかった事実から，図を見て空間関係を把握することと，構成のプランニングを行うこととは互いに独立しており，両者が必ずしも平行して衰退するわけではないことが示された（萱村・萱村・中迎・元村，2000）。健常高齢者のみならず，認知症に罹患した高齢者においても，模写課題における模写図の正確さ，構成方略の内容，所要時間の間には互いに明確な関連はなく，衰退も独立して進む可能性が示唆されたのである。

　さらに，萱村・萱村（2003）は，Copy-PLAN と Copy-ACC の間の相関の方向性は健常高齢者群と認知症群では異なっており，健常な高齢者では企画様動作の生起数が多くなるほど模写の正確さは低下し，逆に認知症患者では企画様動作が多く生起するほど正確さが向上する傾向があることを認めた。この点についてわれわれは，健常高齢者群の場合，企画様動作は相対的に巧緻性の劣る者が「くるしまぎれ」に生起し，全体に正確さの水準の低い認知症患者では，企画様動作によって正確さ（描出の巧緻性）を高める余地が残されていたのではないかと推察している（萱村・萱村，2003）。

4章　構成行為の発達と臨床的意義

　Reyの図検査を用いたわれわれの研究により，構成行為の発達や臨床的意義に関して，上述してきたようなさまざまな事実が明らかにされた。本章ではそれらの事実をまとめるとともに，その意味について今一度吟味しておく。

1．構成行為の発達における傾向

　構成行為の定型発達についてまとめる。まず指摘されるべきは，児童期におけるReyの図の模写について，小学校低学年では図の細部に着目し，細部を組み合わせて描出していく部分方略であったのが，高学年になると大きな構造に着目して，まずその部分を描出してから次第に細部の描出へと進む全体方略へと方略の発達が進んでいくことである。構成行為を全体と部分という2側面からみたとき，発達は部分から全体への進行であり，構成行為の崩壊すなわち構成失行は，この発達プロセスとは逆に，全体性が解体し，部分が前面に迫り出してくる現象であるというようなジャクソニズム的解釈が可能だろう。このことに関連して特筆すべき事柄として，模写の正確さと構成方略では，健常な高齢者は他の年齢群より高得点であった点が挙げられる。Reyの図検査の模写課題で検討される空間構成能力は加齢によって低下しない，すなわち空間構成能力は結晶性知能の特性を示しており，正常な老化では衰えないということである。

　企画様動作の生起については年齢による違いがみられる。まず児童期では，模写，再生時ともに企画様動作は2年生よりも5年生の方に多く生起する。さらに，高齢期では青年期に比べ模写時における企画様動作の生起が多くなるのである。企画様動作の役割に関して，児童期，青年期では企画様動作と他の変数との間に意味のある関係は認められなかったが，高齢

33

者では企画様動作と模写の正確さとの間に負の相関が認められた。図をうまく模写できない場合に，高齢者では企画様動作が賦活化されるのではないかと考えられた。

　模写と再生の関係では，児童期初期（小学校2年生）では模写時の交点の描出の正確さが再生の正確さを予見していたが，青年期になると，模写の正確さではなく，模写の構成方略が再生の正確さに寄与し，とくにsection 3の構成方略が再生の正確さを強く予測するようになった。つまり，模写課題において再生の正確さを予測する変数は，年齢の上昇に伴い模写の正確さから構成方略へと次第に変化していく傾向があると考えることができる。

　最後に性差に関する所見である。複写の構成方略や再生の正確さでは児童期でも性差は認められなかったが，複写の正確さに関しては，児童期では男子より女子の方が優れていた。このほか，模写の場合，男子よりも女子の方に多く企画様動作が生起するという性差も児童期には認められた。しかし大学生になると，Reyの図検査におけるすべての変数において性差は認められなくなった。このように模写課題においては，児童期にみられた女子優位の性差は，青年期には消失する傾向がある。

2．構成行為の臨床的意義

　臨床的意義についてまとめると次のようになる。ASとADHDを持つ児と間，あるいはこれらの障害を持つ児と健常児の間においてReyの図検査における成績に差はみられなかった。つまり，AS児にはみられないがADHD児にはみられる，あるいはその逆といった障害の違いによる特異的な所見，あるいは健常児と比較しての障害による特異所見も見いだすことはできなかったのである。このことから，児童期のReyの図検査では障害種の判定への直接的な寄与は期待できないと考えるべきであろう。

　児童を対象としたReyの図検査の適用例として，学習障害（LD）の一

つである算数障害や書字障害の判定力を検討した研究（たとえば，堀口，2009；久保田・窪島，2007）があり，それぞれの研究において Rey の図の有効性が指摘されている。このように児童期の Rey の図検査は，発達障害の診断というよりも，算数や書字といったアカデミックスキルの障害の基底にある神経心理学障害を検索することを目的に使用するのが適切といえよう。

　青年期でも自閉症者と健常大学生との間にも顕著な差はみられなかったが，自閉症者では図の部分（section 3）に集中する傾向が強かった。また自閉症者では，模写時に効率的に構成することが記憶プロセスを強化するようには作用せず，むしろ模写の構成方略が優れた者はあまり正確に再生できない傾向もみられた。健常大学生では模写の構成方略は再生の正確さを予測するが，自閉症者ではそのような予測はできない。このように自閉症者では，部分に集中したり，模写の構成方略と再生の正確さとの間に discrepancy がみられることが多いということは臨床的に有意義な所見であろう。

　高齢者の空間記憶能力は著しく低下し，その原因として前頭葉機能の低下による構成能力の衰退が想定されるが，Rey の図検査で検討される空間構成能力は結晶性の特性を示しており，高齢者の空間構成能力は児童期や青年期に比べても高水準であった。このため高齢者における空間記憶能力低下の原因を空間構成能力の低下に求めることは難しい。また，健常高齢者と比べ認知症患者では，模写の正確さ，構成方略ともに劣り，所要時間も長くなることから，模写の正確さだけでなく構成方略の評価も認知症患者における認知能力の評価法として有効であると考えられる。

　Rey の図検査は視空間知覚，視空間構成，運動機能，および空間記憶などの諸機能が関与している。したがって Rey の図検査の結果から実行機能や中枢的統合に関する情報を選択的に読みとるためには，ベンダー・ゲシュタルト・テストや，手指の微細運動能力検査，あるいは種々の記憶検

第4章

査など他の複数の神経心理検査に問題がないか，あるとすればどのような問題か，という点について確認しておく必要があろう。また単純な図形の記憶検査に比べ，Rey の図のような複雑な図形の再生課題ではより一層の注意の持続が要求される。この注意の持続に関する症状も実行機能障害の指標になるだろう。また，教育歴やパーソナリティなどの要因は Rey の図検査には影響しないことも指摘されており（Golden, Espe-Pfeifer & Wachsler-Felder, 2000），Rey の図検査が普遍的に適用できる検査であることを表している。

　最後に検査時の留意点に関して一つ指摘しておきたい。萱村・萱村（2005）は小学校2年生を対象に，消しゴムを使用させず，描出中に用紙の移動や回転を認めない本来の検査法（方法B）とともに，これらの操作を認める方法（方法A）でも検査を行い，これらの異なった検査法間で成績を比較している。Osterrieth 法，W-H 法による各スコアそれぞれを従属変数にして，方法（2）×性（2）の2要因分散分析を行った結果，Osterrieth 法では方法と性別に有意な主効果（それぞれ，$F(1, 60)=118.57$, $p<.001$, $F(1, 60)=6.03$, $p<.05$）がみられ，交互効果も有意（$F(1, 60)=8.52$, $p<.01$）となった。W-H 法では方法に有意な主効果（$F(1, 60)=18.07$, $p<.001$）が認められたが，性別の主効果と交互効果は有意ではなかった（それぞれ，$F(1, 60)=3.24$, $p>.1$, $F(1, 60)=2.78$, $p>.1$）。

　以上のように，Osterrieth 法，W-H 法ともに方法 A に比べ方法 B の模写の正確さは劣っていた。Rey の図の模写課題では運動機能，視知覚認知，実行機能など複数の神経心理学的機能の要因の関与が推測される。それゆえ，模写の正確さにおける方法間の差は，方法 A ではこれらの神経心理機能の弱さ（未熟さ）を補うことができるため，それができない方法 B に比べ課題難度が低かったことを示唆している。さらに，本来の検査法（B 法）であれば Osterrieth 法による評価では男子より女子のほうが成績は優れていたが，A 法ではそのような性差も消失してしまったのである。

新版 K 式発達検査（生澤編, 1992）の描画課題における 75% 通過年齢をみると, 正方形の模写 4 歳 4 カ月, 三角形模写 5 歳 1 カ月, 菱形模写 6 歳 9 カ月となっている。このことから斜線の含まれる図形の模写は幼児期後期か児童期初期にならないとうまくできないことがわかる。Rey の図は対角線をはじめ斜線が多いのが特徴であり, 縦と横線だけの図形の模写に比べ高い運動機能が要求される。ところが方法 A では, 見本と模写用紙の位置や角度を調整することにより, この難度の高い「斜線の模写」を回避し, 縦と横の描線だけで課題を遂行することができる。しかも斜線模写に失敗しても消しゴムで修正できるのである。このように運動機能からみて, 方法 B より方法 A の難度が低いことは明白である。これと同様のことは, 視空間認知や実行機能など他の神経心理機能の側面からみてもあてはまるであろう。

したがって, Rey の図検査では, 被検者に対する検査開始前の教示において, 消しゴムによる修正はもとより, 用紙を動かすなどの操作をしないように伝える必要がある。この点を曖昧にすると, 検査結果の信頼性が保証されないことになる。

3. 要約

Rey の図を用いた構成行為の定型発達特性について整理するとともに, Rey の図検査を用いた構成行為検査の臨床的意義に関する考察を行った。小学校低学年では「部分方略」(local strategy) であり, 高学年になると「全体方略」(global strategy) へと構成方略が発達すること, 青年期の自閉症者では, 部分への集中や模写の構成方略と再生の正確さとの間に discrepancy がみられることが多いこと, 健常な高齢者の空間構成能力は児童期や青年期に比べても高水準であることなどが明らかになった。

おわりに

　本書はわれわれがこれまでに実施したReyの図を用いた基礎的，臨床的研究を集約したものである。単に論文を集めただけの「論文集」ではなく，各論文のエッセンスを抽出し，それらを体系的にまとめたのである。各論文の結果，すなわち図表を具体的に提示することを方針とし，考察の記述は最小限にとどめた。

　出来上がってみると，わずか40ページ足らずの小さな本になった。もとよりわれわれはこのテーマで大部の専門書を書く意図は持っておらず，できれば臨床の場での資料としてご使用いただけたらとの思いの下に本書の出版を企画したのである。したがって，このような小著であることが臨床での使いやすさにつながるのであれば幸いである。

　われわれはReyの図を用いた一連の研究を，あの阪神淡路大震災直後の1995年から，細々とではあるが続けてきた。したがって今年で19年経過したことになる。本書を構成している一つ一つの研究にはその間のさまざまな懐かしい想い出が込められている。引用文献リストに掲載した，本書の元になった学術論文や学会発表からわかるように，研究では多くの方々のご協力を得た。本書をまとめながら，それらの方々の想い出に浸ることもたびたびであった。共同研究者の方々，こころよく研究に協力いただいた研究協力者の方々に対し，ここに改めて感謝の意を表したい。

　われわれは，今後も発達臨床に役立つ活動を何らかのかたちで続けたいという意志を持っている。しかし，この本の中で紹介したような，客観的データを集めて統計処理をする，ある意味でオーソドックスな研究とはまた違った方法を現在，模索しているところである。このようにわれわれにとって研究の節目を迎えた今，小著とはいえ，これまでの足跡を世に問うことができたのは望外の幸せである。

引用文献

Binder, M.L. (1982)：Constructional strategies on complex Figure drawing after unilateral brain damage. *Journal of Clinical Neuropsychology*, 4, 51-58.

Chervinsky, A.B., Mitrushina, M. & Satz, P. (1992)：Comparison of four methods of scoring the Rey-Osterrieth Complex Figure Drawing Test on four age groups of normal elderly. *Brain Dysfunction*, 5, 267-287.

Golden, C., Espe-Pfeifer, P. & Wachsler-Felder, J. (2000)：*Neuropsychological interpretation of objective psychological tests*. New York：Plenum Press

堀口真理子（2009）：算数障害と算数困難の差異に関する研究－Rey 複雑図形による視空間認知能力との関連－．滋賀大学大学院教育学研究科論文集，12，125-135.

生澤雅夫（編）(1992)：新版K式発達検査法．発達検査の考え方と使い方．ナカニシヤ出版．

萱村俊哉（1997）：発達の神経心理学的評価－学習障害・MBDの診断のために－．多賀出版．

萱村俊哉・中嶋朋子・坂本吉正（1997）：Rey-Osterrieth 複雑図形における構成方略の評価とその意義．神経心理学，13，190-198.

萱村俊哉・萱村朋子・小寺清孝（1999）：高齢者における Rey-Osterrieth 複雑図形の構成方略．日本発達心理学会第10回大会発表論文集，152.

萱村俊哉・萱村朋子・中迎憲章・元村直靖（2000）：痴呆性疾患患者における Rey-Osterrieth 複雑図形の構成方略の特徴．日本心理学会第64回大会発表論文集，565.

萱村俊哉・萱村朋子（2002）：複雑図形の模写と再生における構成動作の分析．日本発達心理学会第13回大会発表論文集，49.

萱村俊哉・萱村朋子・川端啓之（2002）：自閉症者における Rey-Osterrieth 複雑図形の構成方略について．武庫川女子大学紀要（人文・社会科学編），50，65-74.

萱村俊哉・萱村朋子（2003）：高齢者における模写時の構成動作の分析．日本心理学会第67回大会発表論文集，334.

萱村俊哉・萱村朋子・川端啓之（2003）：複雑図形の模写と再生における自閉症者の動作．日本発達心理学会第14回大会発表論文集，343.

萱村俊哉・萱村朋子（2005）：小学生における Rey-Osterrieth 複雑図形の模写の発達：実施方法の違いによる比較．小児保健研究，64，693-698.

萱村俊哉・白瀧貞昭・沖田善光・杉浦敏文（2006）：ADHD児における身体図式と実行機能の連関．明治安田こころの健康財団研究助成論文集，41，10-18.

萱村俊哉・萱村朋子（2007）：Rey-Osterrieth 複雑図形の模写における正確さと構成方略の発達．武庫川女子大学紀要（人文・社会科学編），55，79-88.

Kimura, D. (1999)：*Sex and Cognition*. Cambridge MIT Press（キムラ, D. 野島・三宅・鈴木（訳）(2001)：女の能力，男の能力．性差について科学者が答える．東京新曜社）．

Kleist, K.（1934）：*Gehirnpathlogie*. Leipzig：Barth.

久保田あや子・窪島　務（2007）：発達性ディスレクシアのアセスメントにおけるRey-Osterrieth複雑図形（ROCF）の有効性の検討－小学生におけるROCFの発達的変化と書字エラーとの関連－ パイデイア：教育実践研究指導センター紀要，1-13.

文部科学省（2003）：特別支援教育の在り方に関する調査研究協力者会議 今後の特別支援教育の在り方について．最終報告．

大庭重治（1989）：知的障害児の構成行為における探索機能の発達．上越教育大学研究紀要，8，169-180.

Osterrieth, P.（1944）：Le test de copie d'une Figure complexe. *Archives de Psychologie*, 30, 206-356.

Rey, A.（1941）：L'examen psychologique：Dans les cas d'encephalopathie traumatique（Les problems）. *Archives de Psychologie*, 28, 286-340.

Stern, R.A., Singer, E.A. & Duke, L.M.（1994）：The Boston Qualitative Scoring System for the Rey-Osterrieth Complex Figure：Description and inter-rater reliability. *Clinical Neuropsychologist*, 8, 309-322.

Waber, D. & Holmes, J.（1985）：Assessing children's copy production of the Rey-Osterrieth Complex Figure. *Journal of Clinical and Experimental Neuropsychology*, 7, 264-280.

著者略歴

萱村　俊哉（かやむら　としや）

武庫川女子大学短期大学部心理・人間関係学科教授
大阪市立大学大学院生活科学研究科後期博士課程修了
学術博士，臨床発達心理士，和歌山県立医科大学衛生学教室博士研究員
専攻：神経心理学，臨床発達心理学
主著：『発達の神経心理学的評価』（多賀出版，1997年），『教室における「気になる子どもたち」の理解と支援のために－特別支援教育における発達神経心理学的アプローチ』（ナカニシヤ出版，2012年）など。

萱村　朋子（かやむら　ともこ）

奈良女子大学大学院人間文化研究科博士後期課程単位取得満期退学
修士（教育学）
専攻：発達心理学
主著：『発達健康心理学』（分担執筆，ナカニシヤ出版，2002年），『発達心理学』（分担執筆，聖公会出版，2007年）など。

構成行為の発達と臨床的意義
Rey‒Osterrieth複雑図形による検討

萱村俊哉・萱村朋子 [著]

2014年3月3日第1版第1刷発行

発行者　山田禎一
発行所　社会福祉法人新樹会創造出版
〒151-0053　東京都渋谷区代々木1-37-4 長谷川ビル2F
電話 03-3299-7335/FAX03-3299-7330
印刷　モリモト印刷

乱丁・落丁本はお取り替えいたします。